AF312785

LE VRAI
VÉTÉRINAIRE

DES CAMPAGNES.

Vendu par CHABLE.

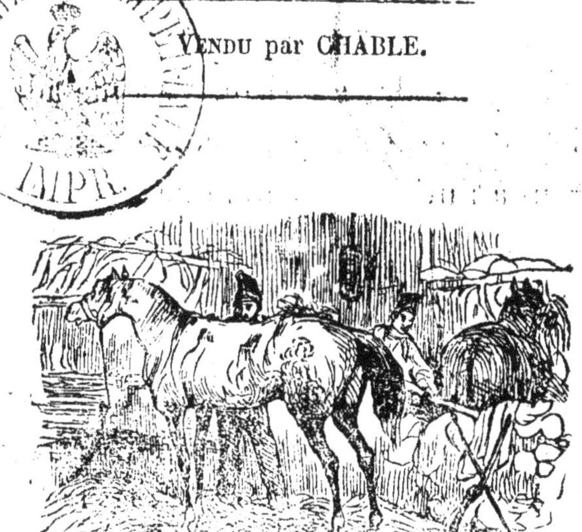

BLOIS,
Imp. Duprat, rue Pierre-de-Blois, 14.
1859.

LE VRAI VÉTÉRINAIRE

DES CAMPAGNES.

Remèdes pour la guérison des maladies qui arrivent aux CHEVAUX, et autres animaux servant à l'utilité de l'homme.

LA CONNAISSANCE DES YEUX.

C'est peu d'avoir la connaissance de l'âge des chevaux, si l'on n'a celle de la vue; pour ne s'y point tromper, il ne faut pas se contenter de regarder les yeux d'un cheval, une, deux, trois, jusqu'à dix fois; car plus on les regarde, plus on y découvre ce qu'on y cherche; la bonne méthode de le faire est d'observer que pour examiner la vue d'un cheval, il faut toujours le tirer en un lieu qui soit clair, et, d'abord qu'il a la tête hors de l'écurie, lui considérer les yeux de travers, et jamais vis-à-vis.

Il ne faut jamais voir les yeux d'un cheval au soleil, parce qu'il est aisé de s'y tromper, et l'on observera de toujours mettre la main sur l'œil pour en abattre le grand jour toutes les fois qu'on le voudra examiner.

POUR CONNAITRE LES TRANCHÉES.

Lorsque le cheval se débat, s'impatiente et qu'il se veut incessament coucher, que le ventre lui grouille, les flancs lui battent et s'enflent plus qu'à l'ordinaire, battant du pied de derrière, et perd l'appetit tout à coup, et qu'il tremble, il a les tranchées.

REMÈDE

Prenez huit ou neuf œufs frais, suivant la taille du cheval, percez les par l'un des bouts et en faites sortir les glairs, puis remplissez les de bonne eau-de-vie, et y ajoutez neuf grains de poivre non concassés, et faites le boire au cheval après les avoir cassés et mis en lotion, puis couvrez le bien et le faites promener au trot; s'il ne guérit pas, il faut réitérer ce remède trois fois.

POUR CONNAITRE SI LE CHEVAL A DU RHUME OU MORFONDEMENT.

Lorsque vous verrez qu'un cheval bien nourri et peu travaillé n'engraisse point, qu'il est toujours triste, frappe du pied de devant, que le flanc lui bat plus qu'à l'ordinaire, et qu'il lui distile de l'eau blanche par les naseaux; ces signes dénotent le rhume, qui peut avoir différentes causes, ou par le chaud, ou par le froid.

Ce mal est causé au cheval pour avoir été logé en lieux humides ou nourri dans des pays aquatiques.

REMÈDE.

Vous prendrez d'un bois que l'on appelle viorne, ou vigne sauvage, qui vient ordinairement dans les haies, que vous taillerez en petits bâtons d'un pied et demi de long, puis vous les concasserez grossièrement et les mettrez dans un sac que vous attacherez sur le museau du cheval, en pressant fort la muselière, afin qu'il ne prenne point d'air par en-haut; vous ferez la même chose de trois en trois jours, et en moins de quatre le cheval sera guéri; il sera bon aussi d'ajouter au remède de la niele pilée, la vertu de ce bois fera sortir toute l'humeur du rhume, et ferez cela correctement.

AUTRE.

Prenez du même bois, taillez-le et le concassez grossièrement, faites-le bouillir dans du vin, puis vous lui attacherez au nez avec un sac, pour qu'il puisse en recevoir la fumée, et il guérira.

POUR CONNAITRE LA GOURME.

C'est une maladie de laquelle il n'y a point de chevaux exempts, il est même nécessaire que les jeunes chevaux se déchargent et vident leurs mauvaises humeurs par cet endroit, afin d'être délivrés de quantité de fluxions.

Ce mal se communique; il se connaît ainsi, quand le cheval est triste, qu'il a la vue trouble, le poil hérissé, qu'il a du dégoût, et qu'on l'entend groumeler lorsqu'on l'approche; pour en être certain regardez exactement dans la braye s'il y a enflure pour distinguer si elle est comble avec des petites duretés au dedans; c'est la marque de la gourme.

REMÈDE.

Il faut en tout temps aider à la nature, mais plus en hiver qu'en été; si c'est en été, il faut tenir le mal bien gras, lui mettre du beurre frais dans les oreilles, et afin de la faire percer vous la graisserez tous les jours d'onguent d'alua mêlé avec de l'huile de laurier.

Si c'est en hiver, il le faudra tenir bien chaudement et bien couvert, et lui appliquer la remolade suivante.

Savoir d'oseille, seneçon, oignons de lys, et gros limas rouges, le tout bien cuit sous les cendres que vous incorporerez en graisse de pourceau mâle, dont vous ferez une remolade qui sera chaudement appliquée dans la braye, et mettrez pardessus la peau d'un mouton fraîchement dépouillé, qui lui enveloppera la gorge jusqu'à la ganache pendant son mal. Il mangera du son mouillé, sur l'eau blanche avec la farine ; vous prendrez le soin au surplus de le faire bien supurer jusqu'à ce qu'il soit net de gourme.

INDICATION POUR CONNAITRE LA GALE.

Quand le cheval dessèche et maigrit, qu'il a été

échauffé plusieurs fois, que son poil se hérisse plus
qu'à l'ordinaire, regardez-lui le long de l'encolure
jusques vers le garot, vous y trouverez de petites
galles qui précèdent la grosse.

REMÈDE.

Après avoir fort gratté votre cheval, prenez demi
livre d'arroit en poudre, un quarteron de souffre en
poudre, autant de beurre frais ; le tout bien mêlé
ensemble, réduit en onguent, vous l'appliquerez sur
le mal, et l'exposerez au soleil, s'il se peut, sinon le
tiendrez chaudement, et il guérira.

POUR CONNAITRE SI LE CHEVAL EST FOURBU.

Ce mal se connaît par un grand froid qui survient
au cheval lorsqu'il a fort travaillé, qu'il est surmené,
ou a été trop pressé et échauffé, ou lorsqu'il a été
abreuvé trop chaud.

Ce mal pour l'ordinaire tombe sur les hanches
puis sur les sabots, et le rend presque sans mouve-
ment, et lorsqu'il veut marcher, il chancelle comme
un homme qui serait pris de vin.

Mais pour bien connaître ce mal, il faut le faire
reculer, et s'il ne le peut et que ce soit avec grande
peine, il est fourbu et son mal est grand.

REMÈDE.

Prenez un demi verre de bierre, autant de jus d'oi

gnons blancs et d'eau-de-vie, que vous ferez boire au cheval, et avant de lui donner ce breuvage vous le ferez saigner au ventre et aux épaules.

POUR RAFRAICHIR UN CHEVAL QUI TOUSSE.

Il est peu de maladies plus faciles à connaître; quand le cheval en est attaqué, il tousse ordinairement avec violence, et vide par la bouche et les narines une espèce d'écume, avec une liqueur humide et froide; il fait résonner sa poitrine en toussant; il mange plus qu'à l'ordinaire, et bat souvent la terre avec ses pieds.

Cette espèce de maladie est facile à guérir, mais la toux invétérée est beaucoup plus dangereuse, pourquoi il importe de se servir promptement des remèdes suivants avant que le poumon soit altéré.

REMÈDE.

Si la toux est nouvelle, il faut prendre de la graine de lierre et la faire sécher, puis la donner à manger au cheval dans son avoine; l'efficacité de ce remède est appuyée sur l'expérience.

AUTRE POUR LE MÊME.

Il faut avoir un demi quarteron d'anis, autant de réglisse et de sinagrée, une once de comin, une once de sabine, faire réduire le tout en poudre, que vous mettrez dans une pinte de vin rouge, et le ferez boire au cheval, puis le laisserez trois heures devant et trois heures après sans manger de foin, mais bien de la paille hachée, que vous metterez parmi son avoine, ce sera sa meilleure nourriture.

POUR CHEVAL QUI NE PEUT URINER.

REMÈDE.

Si le cheval s'efforce et se met en devoir d'uriner, etqu'il ne le puisse, faites le promptement conduire dans une étable de brebis, et lui faites mettre de leurs fientes ou fumiers dessous lui, il urinera infaillible-ment, ou faites-lui frotter le foureau en dedans, et les testicules avec de l'huile dipericum, et il urinera incontinent.

ENFLURE DES JAMBES.

REMÈDES.

Voici deux petits remèdes très-faciles : le premier est de dissoudre de l'alun en poudre dans du vin blanc ou rouge indistinctement, puis en bassiner les jambes de vos chevaux.

Le second est la fiente de vache, dont on peut se servir en forme de cataplasme.

HÉMORRHAGIE DE SANG PAR LE NEZ DES CHEVAUX.

Cet accident arrive aux chevaux lorsqu'ils tom-bent ou qu'ils ont été battus aux mufles, le sang vient quelquefois en abondance aux narines du che-val, de telle sorte qu'on ne peut quelquefois l'arrêter.

REMÈDE.

Prenez une grosse éponge mâle trempée en fort

vinaigre avec de la poudre d'encens fin, que vous appliquerez aux naseaux de votre cheval, cela arrêtera le sang.

CHEVAL REFROIDI.

Prenez pour six sous de sucre candy, deux sous de canelle trois sous de saffran, un sou et demi de commin, trois centimes de poivre, un sou de gerofle, le tout mis en poudre, que vous mêlerez et jetterez dans une chopine de vin blanc ; puis vous ferez boire au cheval avec la corne raisonnablement chaud, ou jusqu'à tiédeur du breuvage.

POUR CHEVAL QUI NE PEUT FIENTER NI URINER.

REMÈDE.

Bien souvent les chevaux tombent sur la litière et se tourmentent si extraordinairement que, ne pouvant fienter ni uriner, ils souffrent des maux terribles, ainsi que les hommes qui sont attaqués de ces maladies ; alors il faut courir au remède, qui est d'avoir de la racine de fougère mâle, et en mettre des morceaux sur la langue du cheval, lui fermer la bouche un peu de temps, et il guérira.

POUR LES ENTORSES SIMPLES.

Prenez de la lie de vinaigre avec des cendres chaudes de votre feu et de vieil axonge que vous mêlerez ensemble avec un œuf, puis vous l'appliquerez un peu chaud sur le mal,

REMÈDE INFAILLIBLE POUR ENFLURE.

Prenez trois onces de souffre, autant de graisse de pourceau mêlés ensemble avec du fort vinaigre, faites bouillir; puis, étant tiède, vous en frotterez l'enflure deux fois le jour.

POUR RAFRAICHIR UN CHEVAL.

Prenez autant d'eau qu'il en faut pour le faire boire, mettez-la dans un pot, ajoutez-y une poignée d'avoine et trois onces de miel, puis vous la mettrez sur le feu, et lorsqu'elle aura commencé à bouillir, vous la tirerez de dessus le feu; si c'est en temps d'été il faudra la mettre le matin au serein, puis vous la passerez dans un linge de lin et en ferez boire souvent au cheval.

MAL MARCHE, OU ESPÈCE D'ENTORSE.

Il n'arrrive que trop souvent qu'un cheval qui travaille met son pied dans un trou, et qu'il fait effort pour s'en tirer, ce qui vient quelquefois de la faute de celui qui le conduit; par cet accident, il se démet le pied ou se fait entorse ou mémarche, il n'y a de moyen pour connaître ce mal que de voir l'appui de son pied et sa démarche.

REMÈDE.

Il faut faire bien cuire dans les cendres des oignons de lys et des oignons communs, puis les piler et délayer en façon de cataplasme que vous mêlerez avec trois ou quatre onces de camomille, que vous appliquerez sur le mal, ensuite vous lui banderez bien le pied avec du linge.

RUPTURE DANS LE CORPS DES CHEVAUX.

Cela vient souvent aux chevaux de selle, qui, pour trop sauter ou être forcés de passer quelques fossés, buissons, taillis ou autres lieux difficiles, se rompent quelques veines, membranes, tendons ou ligaments, et sont tellement blessés dans le corps, qu'il en est beaucoup dont on ne peut connaître le mal que par les signes que le cheval donne de sa douleur, qui sont maux de tête et difficulté d'uriner ; si le mal est vers les flancs ou le poitrail, ou vers le poumon, il jettera par la bouche quelques liqueurs ou matières puantes, et s'il se vautre sur la paille et ne se peut tourner, il faut s'assurer qu'il y a rupture ; si elle est récente, elle jettera plutôt le sang par le haut que par le bas : pour guérir ce mal, vous lui donnerez le breuvage suivant .

REMÈDE.

Vous prendrez de l'encens, de la fine ache et de l'huile de millepertuis, de chacun une once, que vous mettrez dans une chopine de bon vin vieux et bien vermeil ; vous continuerez ce breuvage et médicament jusqu'à parfaite guérison ; il est considéré comme un remède souverain.

CLYSTÈRE LAXATIF POUR UN CHEVAL QUI EST ATTAQUÉ DE TRANCHÉES OU COLIQUES.

Prenez une poignée de guimauve, autant de manne noire, pareille quantité de mercuriale et de pariétaire, avec une demi poignée de violette de Mars et autant de camomille, puis faites une décoction du tout avec de l'eau commune suffisamment, et lorsque le tout sera cuit jusqu'à réduction de deux pintes vous le passerez à travers un linge, et vous y ferez dissoudre une demi livre de catholicum, quatre onces de miel mercurial, quatre onces d'huile commune, et du tout vous ferez un clystère que vous donnerez un peu tiède à votre cheval.

CLYSTÈRE RAFFRAICHISSANT POUR UN CHEVAL ÉCHAUFFÉ.

Prenez deux pintes de petit lait de vache, faites y bouillir des herbes émollientes pendant un demi-quart d'heure ; ensuite vous les passerez et puis vous y ajouterez deux onces d'anis en poudre, et six onces d'œufs, une demi-livre de beurre frais, une demi-livre de miel violat, et une once de sel commun en poudre ; de ce composé vous ferez un remède que vous donnerez à votre cheval un peu tiède, et vous le ferez promener doucement un quart d'heure avant.

DE LA VACHE.

La vache laitière est moins belle dans ses formes que la vache de reproduction ; elle a le corps grand l'apparence maigre et décousue, la tête petite, les cornes grandes, lisses et unies, le front large, les yeux noirs et vifs, le regard doux, le fanon petit, l'encolure un peu longue et grêle, les reins forts, la croupe un peu relevée, la queue attachée haut, longue et garnie à son extrémité d'une touffe de poils, la cuisse maigre, la hanche saillante, les jambes déliées, la mamelle ample, mais peu charnue, les veines lactées bien prononcées, enfin, la peau douce et fine, et le poil soyeux. Quant à la couleur de la robe, les mélanges sont plus recherchés généralement : les blanches sont tout-à-fait rebutées.

La vache de reproduction ressemble davantage au bœuf. La croissance de la génisse est ordinairement terminée à deux ans, et l'on peut dès ce moment la livrer au taureau ; cependant si l'on attendait jusqu'à trois, on aurait une mère plus fortement constituée, et dont les productions seraient plus vigoureuses. C'est le soin qu'on doit avoir pour celles qui sont destinées à donner race.

La nourriture des vaches est verte ou sèche ; ou l'on donne la première à l'étable, ou on les laisse paître, ce qui est sans contredit la meilleure méthode. Dans le premier cas, on doit avoir l'attention de ne donner que peu de nourriture à la fois, et d'en donner souvent. Les plantes les plus ordinaires sont : la luzerne, le trèfle, le sainfoin, la vesce, le colza, la pimprenelle, les carottes, les raves, les navets, le choux, le senevé, la pomme de terre, la betterave, les feuilles d'ormes et de toutes sortes d'arbres, la renouée aviculaire, vulgairement *traînasse*, les pois gris, l'escourgeon, la chicorée sauvage, les cosses de pois, les débris de légumes et de salades, la tonture des arbres quand il n'y a point de chenilles, enfin toutes les plantes des jardins, et celles qu'on trouve dans les champs après la moisson et en tout temps. Lorsqu'on donne des racines aux vaches, on doit les leur hacher par tranches. Ces racines doivent être cuites à moitié.

Il faut autant qu'on le peut ne pas faire passer brusquement les vaches de la nourriture verte à la nourriture sèche.

Quant à la boisson, l'eau de rivière ou de fontaine est préférable sans doute à toute autre ; mais quand on n'a ni rivière ni ruisseau, on a recours aux puits. Une nourriture saine, suffisante, de l'air et la propreté sont les points essentiels à la prospérité d'un troupeau de vaches.

Quand elles viennent en chaleur, il faut les mener au plus beau taureau du canton ou au plus proche; si elles ne retiennent pas, la chaleur recommence trois semaines après. Outre les signes extérieurs qu'une vache donne de sa chaleur, comme de mugir souvent, de sauter sur les autres, d'avoir la tête haute à l'étable, etc., cette chaleur est encore indiquée par le gonflement de la matrice et l'écoulement d'une liqueur blanche et glaireuse qui en découle. Il y a des vaches qui, quoique pleines, donnent trois semaines après de nouveaux signes de désirs ; mais l'écoulement dont j'ai parlé n'a plus lieu, et si on les présente au taureau, il les refuse : si elles n'ont pas retenu, elles redeviennen' en chaleur tous les vingt jours, celles qui, malgré les saillies du mâle, ne retiennent pas, doivent être engraissées et vendues, après avoir au préalable visité la bête pour savoir si elle n'a pas la *vérue*, c'est-à-dire une espèce de poireau placé dans la matrice à quelques doigts de profondeur ; ce poireau les picotte et leur occasionne une fausse chaleur ; on leur donne le mâle, mais la nature n'y est pas disposée : ce bouton se détruit par l'application d'un fer rouge.

Il est des vaches qui ont une chaleur sourde, concentrée et ne se manifestant par aucun des signes extérieurs, excepté l'écoulement ; d'autres ont une chaleur lente qui dure huit ou dix jours : il faut donner à ces dernières, matin et soir pendant vingt-quatre heures, un picotin d'avoine bouillie dans un litre ou deux de vin rouge, et y râper à chaque fois une demi-muscade ; alors la chaleur sera active.

La vache porte neuf mois ; ordinairement elle donne du lait jusqu'à six ou sept mois de plénitude ; il en est qui tarissent à cinq mois, il en est d'autres qui donnent du lait jusqu'au vélage.

Lorsqu'une vache est pleine, si elle n'a pas l'habitude de sortir, il faut la faire promener tous les jours par un enfant qui la tient à la corde, la mène doucement le long des chemins, des haies, et empêche qu'elle ne saute les ornières ou les fossés : si elle a coutume de sortir, il faut la laisser aller avec les autres ; il faut qu'elle marche jusqu'au vêlage, elle s'en portera mieux.

La vache a besoin du pansement de la main, d'être bouchonnée, afin de faciliter chez elle les sécrétions par la propreté et la souplesse de la peau. L'usage de sel et de lait, donnés de temps en temps aux bestiaux, leur aiguise l'appétit et les maintient en santé.

Les vaches, une fois rangées à l'étable, s'habituent à la place qu'elles ont commencé de prendre : il ne faut pas les en faire changer sans une nécessité pressante.

Il est des vaches rongeantes qui mordent le bord de leur mangeoire, comme font certains chevaux qui ont un tic ; c'est un commencement de la phthisie pulmonaire ; dès qu'une vache annonce ce signe il faut la vendre au boucher.

Quand on veut élever des génisses ou des taureaux, il faut choisir les veaux qui naissent au printemps, ceux qui sont haut montés, qui ont les membres gros et l'échine longue : si ce sont des génisses, il faut élever de préférence celles qui proviennent de mères grandes laitières.

Quand une génisse est pleine, il ne faut pas trop

la nourrir ; son veau prendrait trop d'embonpoint, et la gestation serait laborieuse : il faut donc la tenir au régime.

Nourries au vert, les vaches ont moins besoin de boire ; cependant si le voisinage d'une rivière le permet, on doit les abreuver chaque jour au lieu de leur donner à boire à l'étable.

La vache laitière commence à donner de bon lait le septième ou huitième jour après le vélage, mais c'est au deuxième mois qu'il acquiert toute sa qualité. La traite se fait trois fois le jour dans les premiers temps, et ensuite seulement le matin entre quatre et cinq heures, et le soir après le coucher du soleil.

La traite des vaches demande quelques soins, et, pour être bien faite, elle doit épuiser tout le lait de la mamelle.

On sait combien le lait s'altère promptement ; la plus grande propreté est donc indispensable, soit de la part de la fille de basse-cour, soit pour les vases qui servent à la traite.

DES BERGERS.

Un berger n'est pas seulement l'individu chargé de conduire les bêtes à laine dans les pâturages : c'est l'homme chargé de donner ses soins aux bêtes à laines, à la bergerie comme au parc, la nuit comme le jour, et dont la vie se passe au milieu de son troupeau. Un bon berger se trouve difficilement, c'est un motif de plus pour honorer sa profession, et lui accorder un salaire qui le mette au-dessus de la domesticité.

Il serait à désirer qu'un berger sût lire et écrire, prendre note des observations que, mieux que personne, il est à même de faire, dans toutes les circonstances de leur vie, sur les animaux qui lui sont confiés.

Il faudrait aussi qu'un berger fût en état, non pas de guérir les maladies de son troupeau, mais d'appliquer les remèdes simples qui peuvent les prévenir, et qui consistent presque tous en soins et en précautions.

En général, les bergers conduisent leurs troupeaux trop vite pour traverser l'intervalle qui sépare la bergerie du pâturage, et surtout ils n'ont pas assez le soin de retenir les jeunes chiens, qui, sans cesse, harcèlent les animaux, les tourmentent et les fatiguent inutilement.

MALADIES DES MOUTONS.

Les maladies principales auxquelles sont sujettes les bêtes à laine sont le claveau, la pourriture, la gale, etc.

Le claveau : quelquefois il parcourt tous ces degrés sans symptômes fâcheux ; d'autres fois, son cours est troublé par accidents plus ou moins graves. C'est une fièvre inflammatoire suivie d'une éruption de pustules plus ou moins grosses, arrondies, rapprochées, qui peuvent affecter toutes les parties du corps, mais dont le siége ordinaire est sur celles qui sont dégarnies de laine, telles que la tête, l'intérieur des épaules et des cuisses, la poitrine, le ventre, les mamelles, les parties de la génération, etc. Ces pustules s'enflamment, suppurent, se dessèchent et tombent en écailles ou en poussière plus ou moins promptement, selon leur abondance, leur malignité et autres circonstances difficiles à indiquer.

Les habitants de la campagne ont les idées les plus absurdes au sujet de cette maladie ; souvent ils aggravent le mal en voulant l'arrêter. En général, il suffit d'employer des moyens préservatifs pour les bêtes saines, et de laisser agir la nature pour celles qui sont malades. Au lieu d'un tas de remèdes compliqués, un propriétaire éclairé, ou un berger soigneux donnent aux sujets malades des infusions de plantes sudorifiques. Il leur place au cou un séton qui facilite l'éruption : il les préserve des excès du chaud et du froid, les nourrit peu, et les met à l'eau blanche, c'est-à-dire un peu de farine délayée dans une grande quantité d'eau.

La *maladie du sang* est une véritable apoplexie. Elle est l'effet d'une trop grande ardeur du soleil, d'une course trop rapide et trop prolongée, d'une nourriture trop abondante. Les moutons les plus forts et les mieux nourris y sont les plus sujets. Le seul remède qu'on puisse employer contre ce mal est la saignée. Daubenton conseille de la faire sur la veine angulaire.

La *pourriture* est une espèce d'hydropisie. On a indiqué un grand nombre de remèdes contre cette maladie, mais il paraît prouvé qu'aucun n'a d'effet réel, quand elle est parvenue à un certain degré. Un régime sec et salé est ce qu'il y a de mieux pour guérir les animaux qui commencent à en être attaqués, et surtout pour prévenir les ravages dans les troupeaux. Elle ne se communique pas; mais elle se développe chez un grand nombre de moutons en même temps, parce que tous se trouvent à la fois dans les circonstances propres à la faire naître. Elle a éveillé l'attention de plusieurs personnes éclairées ; mais elles n'ont pu en connaître ni la nature ni la cause. Arthur Young l'attribue à l'humidité ; mais elle est aussi désastreuse sur les terrains secs du Derbyshire que dans les lieux marécageux.

On reconnaît qu'un mouton est attaqué de la pourriture lorsqu'il a les yeux et les lèvres pâles, la contenance incertaine, que la laine se détache pour peu qu'on la tire, et qu'il mange peu ou point du tout. Il ne peut bientôt plus se tenir sur ses jambes et meurt.

Il suffit pour guérir la gale dans le principe, et quand il y a peu de moutons, d'écarter la laine, de gratter fortement les boutons, d'appliquer sur la peau, en frottant, soit un mélange de suif et de térébenthine, soit de l'essence de térébenthine seule. Si la gale est forte, on tond les bêtes, on répand sur toute la surface du corps une légère lessive de cendres, et on enlève avec un grattoir, ou avec les ongles, toutes les parties affectées.

Cette maladie attaque principalement les moutons qui sont entassés, pendant la nuit, dans des étables chaudes et infectes. Ceux qui vivent toujours en plein air et qui sont bien soignés, bien nourris, en sont rarement atteints ou guérissent plus tôt.

Les bêtes à laine sont exposées aux piqûres de plusieurs insectes qui n'occasionnent pas d'inconvénients graves, mais qui les tourmentent considérablement. On y remédie au moyen de bains complets, surtout au moment de la tonte.

MORT AUX INSECTES.

MOYEN DE CHASSER LES MOUCHES
d'un appartement.

Un des meilleurs moyens est de suspendre, dans quelques coins des appartemens, des vases, l'ouverture en bas, les graisser de miel, et le soir toutes les mouches s'y rendent ; vous allumez un morceau de papier ou toute autre chose, vous le présentez sous l'ouverture du vase, et à la minute les mouches tombent les ailes brulées.

MOYEN SUR de DÉTRUIRE les PUCES
et punaises sans mercure.

Prenez 1|5 de litre d'esprit-de-vin et autant d'huile de goudron, 20 grammes de terébenthine et le blanc de deux œufs, mêlez bien le tout et frottez de cette composition les endroits infectés par ces insectes. Ce composé n'est pas dangereux, et il a toujours réusi.

MOYEN DE PRÉSERVER
les fourrures des vers et des mittes.

Après l'hiver on doit faire battre avec une baguette les fourrures, ensuite les envelopper sans les presser dans des boîtes, et mettre dans du papier des morceaux de camphre, ou du poivre noir que vous mettrez dans les plis ; fermez bien la boîte ; jamais les vers ni les mittes ne s'y mettront. Quand on veut se servir des fourrures, il faut les faire exposer à l'air pendant 24 heures pour faire évaporer l'odeur.

MOYEN DE DÉTRUIRE LES INSECTES
de toutes espèces.

Quand vous avez quelques arbres, ou autre lieu infesté d'insectes, fourmis, chenilles, etc., prenez un seau d'eau, 2 décagrammes de savon noir ; faites chaufer votre eau pour dissoudre le savon, ensuite prenez un balai pour faire les aspersions ; une seule goutte de cette eau suffit pour faire mourir une nichée de ces insectes.

MOYEN DE DÉTRUIRE LES SOURIS,
les rats, les belettes, etc.

Prenez 60 grammes de mie de pain, 30 grammes de beurre, 20 grammes de nitrate de mercure cristallisé, mêlez bien le tout, vous le diviserez ensuite en petites pillules, que vous répandrez dans les endroits fréquentés par les rats ; l'odeur du beurre les attire et on les détruit sans danger par ce moyen.

MOYEN DE DÉTRUIRE LES TAUPÉS,
les mulots, etc.

Prenez 2 douzaines de noix sèches bien saines que vous ferez bouillir dans un litre d'urine avec 12 gros sous de monnaie, pendant une demi-heure ; mêlez les noix avec des vers de terre, mettez-en dans les trous de taupes, ou de mulots, ils périront sur-le-champ car ils aiment beaucoup ce poison.

MOYEN DE DÉTRUIRE LES MOUCHES.

Prenez deux petits ais ou planchettes de 35 à 40 centimètres de long sur 12 à 15 centimètres de large ; faites-leur un bout en biseau sur le plat ; percez un trou au milieu de chaque planchette à l'extrémité du biseau ; passez y une ficelle, et suspendez à un clou, au plancher, les deux ais ainsi attachés ensemble. Le biseau les forcera à s'écarter l'un de l'autre par en bas. Frottez d'un de peu miel étendu d'eau l'intérieur des deux ais, et chaque fois que vous passerez dessous, levez la main et faites claquer les deux ais l'un contre l'autre ; vous tuerez chaque fois une grande quantité de mouches, et vous détruirez en peu de temps celles qui sont dans votre maison.

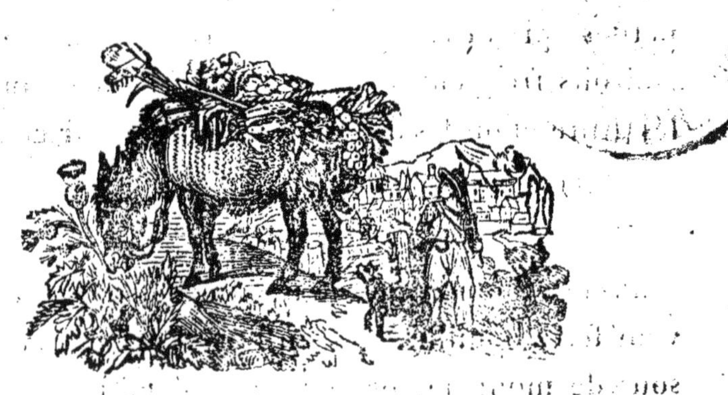

9 782329 416465